CONGRÈS INTERNATIONAL D'HYGIÈNE & DE DÉMOGRAPHIE

DE 1889

DES CHARRÉES DE SOUDE

ET DE

LEUR INFLUENCE SUR LES COURS D'EAU

ET EN PARTICULIER

SUR LA BASSE-DEULE, A LILLE

PAR

M. le Docteur THIBAUT

PARIS

BIBLIOTHÈQUE DES *ANNALES ÉCONOMIQUES*

PLACE DE L'ÉCOLE-DE-MÉDECINE

4, rue Antoine-Dubois, 4

1889

DES CHARRÉES DE SOUDE

ET DE

LEUR INFLUENCE SUR LES COURS D'EAU

1

CONGRÈS INTERNATIONAL D'HYGIÈNE & DE DÉMOGRAPHIE

DE 1889

DES CHARRÉES DE SOUDE

ET DE

LEUR INFLUENCE SUR LES COURS D'EAU

ET EN PARTICULIER

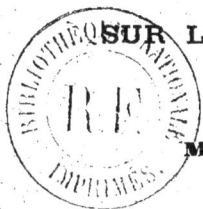

SUR LA BASSE-DEULE, A LILLE

PAR

M. le Docteur THIBAUT

PARIS

PUBLICATIONS DES *ANNALES ÉCONOMIQUES*

G. RONGIER & Cⁱᵒ ÉDITEURS

PLACE DE L'ÉCOLE DE MÉDECINE

4, rue Antoine-Dubois, 4

1889

DES CHARRÉES DE SOUDE ET DE LEUR INFLUENCE
SUR LES COURS D'EAU
ET EN PARTICULIER SUR LA BASSE-DEULE, A LILLE
Par M. le Dr THIBAUT.

La fabrication de la soude artificielle, par le procédé Leblanc, est une de ces découvertes qui font époque dans la science et l'industrie. Sous son impulsion, la grande industrie chimique prit un essor considérable et les industries qui s'y rattachaient, subirent son heureuse influence. Partout en France, des usines furent construites, à Saint-Gobain, Chauny, Rouen, Thann, Salindres et Marseille. La région du Nord et surtout notre département, où toutes les branches de l'industrie sont exploitées sur une très vaste échelle, suivirent le mouvement. Deux grandes usines de produits chimiques furent fondées, l'une à Haumont, l'autre à Lille. C'est surtout de cette dernière usine que nous aurons à nous occuper, car les résidus qui en sont sortis, ont été, en grande partie, la cause de l'insalubrité des eaux de la Basse-Deûle, insalubrité dont toute la région souffre depuis si longtemps.

Nous n'avons pas à décrire ici le procédé Leblanc, tel qu'il est actuellement exploité, ni les différentes phases par lesquelles passent les produits employés. Ce qui nous intéresse tout spécialement, c'est la nature des résidus de cette fabrication, appelés marcs ou charrées de soude.

Voici quelques analyses de ces charrées :

1° Charrées de l'usine Kuhlmann remises par M. Laurent :

Eau	25,76
$NaCo^3$	1,42
$NaCl$	} traces
$NaSo^4$	
CaS	33,33
$CaHo^2$	6,23
$CaCo^3$	19,39
$CaSo^3$	} traces
CaS^3o^3	
Al^2o^3	1,81
Fe^2o^3	»,25
Sio^2	».49
Charbon	2,58
Subli	6,01
Divers	1,36 analyse de l'usine.

2° Analyses d'autres échantillons venant de la même usine, par M. Thibaut :

	1	2
CaS	28,32	32,82
$CaCO^3$	23,55	21,14
CaO	»,98	1,25
Silice	2.62	1,98
Charbon	12,23	8,56
Eau	24,58	27,53
Fer, alumine, soude, etc.	5,72	6,69

3° Analyse de charrées venant d'Haumont :

CaS	24,»»
$CaCO^3$	28,»»
CaO	1,40
Silice	2,40
Charbon	6,90
Eau	33,30
Fer, alumine, soude, etc., etc.	4,»» (Analyse de l'usine)

Il suffit de jeter un coup d'œil sur les éléments variés qui constituent ces charrées, pour comprendre les dangers qu'elles peuvent présenter pour l'hygiène et la salubrité.

En effet, au contact de l'air, elles subissent une oxydation rapide, mais les résultats de cette oxydation varient suivant qu'elle se produit ou non en présence de l'eau.

Dans le premier cas, l'acide carbonique et l'oxygène de l'air donnent naissance à du soufre et à du carbonate de chaux.

Grâce au dégagement de chaleur produit par la réaction, le soufre s'enflamme souvent en donnant de l'acide sulfureux. C'est ce que l'on constate dans les pays chauds, où l'on voit souvent le soir des sortes de feux follets illuminer les dépôts de charrées.

Mais lorsque l'eau intervient dans la réaction, dans les pays humides comme l'Angleterre et le Nord, et surtout près des cours d'eau, ce n'est plus de l'acide sulfureux qui se produit, mais bien de l'hydrogène sulfuré, qui réagit sur les autres produits ou se dégage. Sous cette influence, les charrées donnent naissance à deux catégories de produits, les uns solubles, les autres insolubles.

Les premiers seuls nous intéressent au point de vue de l'hygiène et de la salubrité ; car ils sont seuls dangereux et susceptibles d'altérer les cours d'eau. Les composés sulfurés solubles ne préexistent pas dans les charrées brutes et se forment sûrement au contact de l'air et de l'humidité. Si donc, en les enfouissant, on les prive complètement de ce contact, il n'y a plus rien à redouter.

Outre ce moyen, il en existe encore d'autres qui permettent d'arriver à une oxydation complète, de façon à détruire tous les principes sulfurés solubles. Nous verrons plus tard comment on atteint ce résultat dans certaines usines. Pour le moment, nous devons relater aussi brièvement que possible les tentatives qui ont été faites pour retirer le soufre de ces charrées. Les industriels ont été entraînés dans cette voie, lorsque les dépôts sont devenus encombrants et dangereux pour l'hygiène et la salubrité du voisinage.

La composition des charrées, après le lessivage, devait naturellement faire penser à la possibilité d'en retirer le soufre sous une forme quelconque. Dans les grandes fabriques de produits chimiques, on perd une grande quantité d'acide chlorhydrique dans la transformation du sel marin en sulfate de soude. Si donc on vient à traiter les charrées par cet acide chlorhydrique, il se dégage de l'acide sulfhydrique, qui, brûlé, donne de l'acide sulfureux utilisable dans les chambres de plomb, pour la fabrication de l'acide sulfurique. Mais on a bientôt reconnu que l'acide sulfureux ainsi produit, était trop chargé d'acide carbonique pour servir à cet usage. Tout au plus pouvait-on l'utiliser à la fabrication des sulfites et des hyposulfites (Gossage).

Un autre procédé a été imaginé par Bell, dans le but de régénérer le soufre sous forme de pyrites de fer artificielles. Ce système a fonctionné à Washington près de Durham pendant longtemps et produisait soixante-dix tonnes de pyrite par semaine. Maintenant il est abandonné. Nous mentionnerons en outre comme procédé analogue, celui qui consiste à faire absorber l'hydrogène sulfuré par des oxydes métalliques, soit de fer, soit de cuivre (Gibb et Gelsthrap) ou par un mélange de sulfate de fer, lait de chaux, chlorure de manganèse (Lunge).

Une méthode utilisant l'action de l'acide sulfureux sur l'acide sulfhydrique a été imaginée :

$$2HS + SO^2 = 2HO + 3S$$

La grande division du soufre ainsi produit et la formation d'acides de la série thionique solubles, occasionnaient des pertes qui ont rendu ce procédé peu pratique et peu rémunérateur. Mais ces difficultés ont été écartées en partie par Schaffner et Hilbig. Ces chimistes

ont imaginé une autre marche en se basant sur la réaction du chlorure
de magnésium sur le sulfure de calcium :

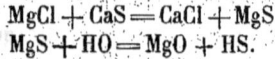

$$MgCl + CaS = CaCl + MgS$$
$$MgS + HO = MgO + HS.$$

Dans ces conditions, l'action de l'acide sulfureux sur l'hydrogène
sulfuré se passe en présence du chlorure de calcium ou de magnésium
et le rendement en soufre est presque théorique.

Cette méthode présente encore un autre avantage : elle permet la
régénération du chlorure de magnésium.

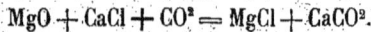

$$MgO + CaCl + CO^2 = MgCl + CaCO^2.$$

Par ce procédé on régénère 90 à 95 % du soufre des charrées
et 80 % du carbonate de chaux utilisable dans la fabrication de la
soude.

A côté de ce procédé, nous devons également citer pour mémoire,
celui imaginé par Hoffmann, Buquet et Kopp. Il a été exploité à
Dieuze et consiste à traiter les charrées par les chlorures acides, qui
restent comme résidus dans la fabrication du chlore. D'après Buquet
une usine qui produit trente tonnes de charrées et 30 m³ de chlorures
de manganèse, peut donner par jour :

> 1400 kilog de soufre
> 2200   —   sous forme de sulfures
> 770   —   manganèse à 60 %.
> 20   —   hyposulfite de chaux.
> 600   —   sulfate de chaux précipité.

Mais cette méthode, qui paraissait donner, malgré ses difficultés
pratiques, de bons résultats, n'a pu continuer à être exploitée, lorsque
le procédé Weldon est venu permettre l'utilisation des résidus de
chlorures de manganèse, provenant de la fabrication du chlore.

A côté des procédés basés sur l'emploi direct des charrées, les
industriels en ont imaginé d'autres, qui avaient pour but l'utilisation
des produits de leur oxydation :

$$2CaS + O = CaO + CaS^2.$$

On obtient ainsi, quel que soit le procédé d'oxydation mis en pratique,
des lessives jaunâtres, dont on précipite le soufre par l'action des
acides (acide chlorhydrique Schaffner et Mond). C'est, du reste, en
partant de cette donnée qu'il sera peut-être possible de rendre l'ex-

traction du soufre des charrées pratique et rémunératrice. Nous verrons plus loin comment cette méthode a été appliquée à Deûlemont par la Société des produits chimiques du Nord.

Avant de clore l'énumération des procédés imaginés pour l'utilisation des charrées, nous devons relater les tentatives faites dans le but de remplacer, dans les mortiers, la chaux par les charrées. Aspdin a proposé de fabriquer des ciments en faisant friter un mélange d'argile fine avec des charrées. Les résultats n'ont pas répondu à l'attente des inventeurs. Il semble qu'on aurait pu obtenir quelques résultats plus avantageux, en remplaçant les charrées par les résidus désulfurés de Schaffner et Mond.

Delanoue a proposé de faire bouillir les charrées avec du soufre, de façon à former des polysulfures solubles, qui pourraient être utilisés, soit en thérapeutique, comme eaux sulfureuses, soit en métallurgie, pour la séparation du nickel et du cobalt. Le même auteur a proposé également l'emploi des charrées dans les maladies de la vigne.

On voit par l'énumération précédente, que ces nombreuses tentatives faites dans le but d'utiliser les charrées, n'ont point répondu d'une façon complètement satisfaisante à l'attente des industriels. Le problème est encore à l'étude, malheureusement pour l'hygiène et la salubrité. En conséquence, les fabricants de produits chimiques se sont trouvés dans la nécessité de rechercher des terrains, pour y déposer leurs résidus. Pour des raisons d'ordre purement commercial et économique, ils ont choisi de préférence pour s'installer, des terrains voisins des cours d'eau navigables. Dans ces conditions, ils comptaient trouver, à proximité de chez eux, des terrains bas et marécageux, qu'ils pourraient remblayer sans avoir à supporter de frais de transport trop considérables. Ils espéraient en outre rendre ainsi service à l'agriculture tout en se débarrassant eux-mêmes.

Il n'en fut malheureusement pas ainsi. Les cours d'eau se trouvant généralement au fond des vallées, les eaux pluviales ont filtré à travers ces dépôts et se sont écoulées à la rivière et là leur composition sulfureuse n'a pas tardé à produire une contamination grave, surtout lorsque le débit était faible.

Comme il m'a été permis de suivre sur la Basse-Deûle à Lille les effets de ces charrées, il m'a paru intéressant de relater les différentes phases de ces altérations et d'indiquer ensuite les moyens qui permettent actuellement de remédier à cette situation, dont les riverains de la Deûle ont eu tant à souffrir.

L'usine Kuhlmann a été établie pour la fabrication du sel de soude, par arrêté préfectoral en date du 29 janvier 1850. Pendant quelques années, ces industriels gardaient chez eux leurs charrées, ou les déposaient sur des terrains éloignés de la rivière, de sorte qu'aucun inconvénient grave ne fut signalé. Les puits même ne subirent pas d'altération, les nappes aquifères étant généralement protégées dans notre région, par une couche d'argile imperméable. Mais l'encombrement ne tarda pas à se produire et il fallut chercher ailleurs des terrains pour déposer ce *caput mortuum* industriel. M. Kuhlmann utilisa ses charrées pour remblayer des fossés, des terrains bas, humides et marécageux et choisit de préférence ceux qui se trouvaient le long de la Deûle ou de la Marque, à cause de la facilité du transport.

Lorsque ces dépôts furent établis, on ne s'aperçut pas immédiatement des inconvénients graves qui devaient se produire dans la suite, de sorte qu'ils furent acceptés avec empressement par les propriétaires des terrains à remblayer. Mais les quelques avantages obtenus furent bientôt contrebalancés par des accidents graves qui se produisirent de toutes parts.

Les premières altérations, qui eurent un caractère sérieux, se présentèrent lorsqu'on rectifia les rives de la Deûle, entre Marquette et Wambrechies. Alors, en effet, les eaux de cette rivière rencontrèrent les charrées et les pyrites grillées qui avaient servi à remblayer les terrains. Les sulfures alcalins solubles se trouvant en contact avec le sulfate de fer, il en résulta du sulfure de fer qui, même à Quesnoy, tachait le fil du blanchisseur. De plus les roues des moulins et les écluses de Wambrechies et de Quesnoy occasionnaient, par l'agitation de l'eau, des dégagements sulfurés, qui provoquèrent les réclamations des habitants de ces communes. Ces faits se passaient en 1870 et étaient signalés dans le rapport de M. Meurein, inspecteur de la salubrité. Le service des ponts et chaussées, à qui ces faits furent signalés, s'est empressé de faire le nécessaire pour éviter dans l'avenir les retours de faits semblables.

Malheureusement, malgré le remède apporté, pour le cas particulier dont nous venons de parler, la Deûle eut encore à subir l'influence néfaste des charrées. Les terrains bas et marécageux remblayés sur les rives de la Deûle, à Marquette et à Wambrechies, avec des charrées lavées par les eaux pluviales, envoyaient, en vertu de la pente naturelle, des eaux sulfurées à la rivière. Le mal produit était considérable. En effet les dépôts de charrées occupaient une surface de 11 hectares environ et représentaient un cube de 202.423. Signalé en 1871, par M. Meurein, il devait prendre des proportions considérables pendant les années suivantes. Il était en effet impossible, comme on eût pu le penser à première vue, de supprimer les nombreux écoulements qui s'effectuaient à la Deûle, soit sur la rive droite, soit sur la rive gauche. En effet, en supprimant les écoulements, on inondait tous les terrains. C'est pourquoi à cette époque M. Meurein proposait d'augmenter le lit et le débit de la Deûle, en dérivant vers Lille la plus grande partie des eaux de la Scarpe. Cette proposition avait d'autant plus sa raison d'être, que le mal était bien moins grand pendant les mois où le débit était considérable, tandis qu'en juin, juillet, août et septembre, période de sécheresse, la rivière devenait un foyer d'infection. Il fallait donc trouver un moyen d'atténuer les inconvénients graves qui résultaient de cette principale cause de contamination de la Basse-Deûle. Voici, du reste, le tableau de la situation, tracé par M. Meurein, dans un rapport en date du 19 mai 1873 au Conseil central :

« Les peintures des maisons riveraines sont noircies, les objets de cuivre
« ou d'argent reçoivent la même coloration, quelque soin qu'on prenne
« pour les mettre à l'abri des émanations sulfureuses. Le séjour dans
« les habitations est insupportable, car l'air extérieur les envahit sans
« cesse, sans qu'il soit possible de s'affranchir de son influence fâ-
« cheuse. Chaque année, les plaintes des habitants des communes
« riveraines, Wambrechies, Quesnoy et Deûlemont, s'articulent avec
« une grande énergie. L'administration s'efforce de les calmer, en
« leur faisant espérer un meilleur avenir. Malheureusement, chaque
« année le mal s'aggrave, la responsabilité devient énorme et la patience
« de ceux qui souffrent dans leur santé et leurs intérêts peut se lasser. »

Quant au remède proposé pour arrêter le mal, le Conseil central prescrivait l'interdiction absolue de remblayer à l'avenir avec les charrées, et l'isolement de la rivière de tous les terrains contaminés.

Outre cette question, une autre fut posée : à qui incombait la responsabilité du mal produit? On se demandait de plus si ces dépôts étaient rangés dans la catégorie des établissements dangereux, incommodes et insalubres. Sur le premier point, M. Kuhlmann s'était mis à couvert, et pour éviter les responsabilités, avait cédé à des entrepreneurs ces charrées, en leur laissant le soin de les déposer là où ils voulaient, sous leur propre responsabilité. Le conseil de préfecture fut consulté, ainsi que M. le ministre du commerce, sur la question de classement de ces dépôts, ainsi que sur les mesures à prendre pour parer aux inconvénients graves signalés.

Dans une lettre en date du 15 janvier 1874, M. le ministre du commerce communiquait à M. le préfet du Nord l'avis du comité consultatif des arts et manufactures. Voici les conclusions de cette assemblée :

« 1° Interdire aux propriétaires des sols remblayés tout écoulement
« direct des eaux sulfurées dans la rivière, en fermant toutes les
« issues et en détournant les courants d'amont, de manière à les isoler
« complètement des dépôts de charrées;

« 2° Prescrire aux propriétaires, dont les terrains remblayés sont
« baignés d'une manière permanente par les eaux de la rivière, de
« reporter les remblais de charrées à 12 mètres au delà de la crête
« extérieure du talus établi. (La voie de contre halage ne pouvant
« être supprimée.)

« 3° Les résidus de la fabrication de la soude, à l'avenir, seront au
« choix du fabricant, ou bien soumis à un traitement chimique, qui
« prévienne tout dégagement nuisible d'acide sulfhydrique dans
« l'atmosphère, et tout écoulement d'eaux sulfurées à l'extérieur de
« l'usine où ils seront traités, ou bien mis en dépôt sur des terrains
« non submersibles, éloignés de 20 mètres au moins des cours d'eau ou
« marais en communication avec eux, et protégés par des fossés de
« ceinture et par un revêtement en terre argileuse de 0,60 centimètres
« d'épaisseur, au moins, contre l'infiltration des eaux des terrains
« supérieurs et des eaux pluviales. Dans ce dernier cas, les eaux
« sulfurées qui s'écouleraient des dépôts, seront soumises à un
« traitement chimique et désulfurées avant d'être rejetées dans les
« cours d'eau. »

15 janvier 1874.

A la suite de ces prescriptions et des considérations contenues dans la lettre qui précède, M. le préfet du Nord, considérant les dépôts effectués comme des établissements classés, mit en demeure, M. Kuhlmann, d'avoir à se conformer auxdites prescriptions et à supprimer à l'avenir tout dépôt dans les conditions antérieures. Malgré la réponse de M. Kuhlmann, dans laquelle il déclinait toute responsabilité, cet industriel, comprenant sans doute que cette thèse était difficilement soutenable, s'engageait à étudier la question et à prendre telles mesures susceptibles d'enrayer le mal, ou tout au moins d'en atténuer les effets désastreux (Lettre Kuhlmann, 20 février 1874). Pendant quelques années, quoique le mal ne fût pas supprimé, les plaintes furent moins vives. Mais en 1877, de grandes pluies survinrent et la Deûle fut infectée d'une façon telle qu'elle ne l'avait jamais été. Les ingénieurs furent consultés et M. Kuhlmann chercha encore à se couvrir derrière ses entrepreneurs et à décliner toute responsabilité. Il rejetait même, dans une lettre en date du 27 juillet 1877, sur d'autres industriels, l'infection de la Deûle, MM. les ingénieurs, du reste, semblaient partager cette manière de voir et pensaient, en outre, que la législation était insuffisante pour empêcher ces dépôts. Ils attribuaient de plus, en grande partie, à la ville de Lille, l'infection de la Deûle (Rapport de M. Bertin, 1er août 1877).

Il suffit, pour ne pas partager cette manière de voir, de lire le rapport de M. Meurein, où il démontre, d'une façon évidente, l'influence considérable des charrées sur les eaux de la Deûle. En effet, cette contamination coïncide toujours avec les grandes pluies. Lorsque les terrains contaminés ont été lavés et que les eaux, provenant de ce drainage, arrivent dans les fossés, la Deûle les reçoit alors forcément et se trouve ainsi contaminée. C'est, du reste, un fait d'observation que j'ai plusieurs fois eu l'occasion de signaler.

La situation que nous venons de décrire ne se modifia guère de 1877 à 1882. Malgré le décret du 7 mai 1878, qui classait les dépôts des résidus, provenant du lessivage des soudes brutes, dans la 1re classe, chaque année, M. l'inspecteur de la salubrité, dans son rapport au conseil général, insistait pour mettre un terme à une situation si préjudiciable aux intérêts matériels et hygiéniques des populations riveraines. Les maires de Quesnoy, de Marquette et de Wambrechies se plaignirent à différentes reprises. A la suite de ces réclamations persistantes, le conseil nomma, en 1881, une commission afin d'examiner les causes d'insalubrité de la Basse-Deûle. Dans un remarquable rapport, M. L. Faucher étudia la question sous toutes ses faces et proposa des mesures de nature à modifier ce triste état de choses. C'est alors, au commencement de 1882, que la Société des produits chimiques du Nord, comprenant enfin les responsabilités qui pesaient sur elle, après avoir, pendant un certain temps, sacrifié un terrain situé à La Madeleine, près de son usine, pour y déposer ses charrées, fit en 1882, à l'administration préfectorale, une demande dans le but d'établir un dépôt de charrées à Deûlemont. Après quelques pourparlers avec le service de la salubrité, cette autorisation lui fut accordée, sous certaines conditions libellées dans l'arrêté préfectoral, en date du 17 février 1882. Ces conditions visaient surtout le transport par eau de ces charrées et les précautions à prendre pour empêcher l'arrivée dans la rivière desdites charrées pendant le transport. De plus

les dépôts devaient être effectués à 40 mètres de la rivière et les eaux
sulfureuses, provenant d'infiltration, devaient être traitées de façon à
être rejetées à la rivière complètement exemptes de principes sulfurés.

Dans le courant de 1885, vers le mois d'octobre, je fis une tournée
sur la Basse-Deûle jusqu'à Deûlémont, de façon à me rendre compte
de la manière dont l'arrêté du 17 février 1882 avait été exécuté, en
ce qui regardait spécialement le dépôt de Deûlémont, ainsi que de
l'influence des anciens dépôts sur les eaux du canal. Je rédigeais alors
un rapport à l'administration préfectorale, où je signalais l'état dans
lequel se trouvait la Basse-Deûle. Dans cette tournée, je pus constater
la non-exécution des prescriptions relatives à l'épuration des eaux
sulfureuses à Deûlémont. De plus, en ce qui regardait particulièrement
l'état d'insalubrité de la Basse-Deûle, le conseil crut nécessaire, vu la
gravité de la situation, de provoquer à nouveau une visite des lieux,
par une commission prise dans son sein et accompagnée par MM. les
ingénieurs du service de la navigation. Dans cette tournée en Basse-
Deûle il fut constaté, comme précédemment, qu'à Deûlémont le traitement épurateur des eaux résiduaires sulfurées ne présentait pas
toute la sécurité désirable. C'est alors que le conseil central, sur la
proposition de la commission, crut devoir prescrire les conditions suivantes, que je relate en entier, car elles présentent un certain intérêt,
puisque depuis qu'elles fonctionnent régulièrement, aucun écoulement
sulfuré n'a été constaté dans la Basse-Deûle, à Deûlémont :

« 1° A 40 mètres de la crête du talus du canal, il sera pratiqué
« dans le sol, parallèlement à cette dernière, un fossé de 1m 50 de
« largeur et de 1m 40 de profondeur ;

« 2° Le fossé sera rendu parfaitement étanche à l'aide d'un bon
« corroi d'argile ou de maçonnerie, non seulement dans le sens de la
« longueur, mais aussi à ses deux extrémités, de manière à empêcher
« toute infiltration des eaux du fossé dans le canal ou les fossés
« voisins ;

« 3° S'il est reconnu par l'administration qu'avec le fossé actuel,
« aucune infiltration ne puisse se produire, la Société Kuhlmann sera
« dispensée de l'obligation de pratiquer le fossé à 50 mètres du
« canal ;

« 4° Les eaux seront recueillies par ledit fossé dans trois cuves
« analogues à celle qui se trouve actuellement employée, de manière à
« obtenir des eaux claires, alcalines, inodores et dépourvues de prin-
« cipes sulfurés ;

« 5° Les cuves et réservoirs des boues provenant du traitement,
« seront placés en arrière du fossé par rapport au canal ;

« 6° On installera sur les cuves des robinets fermés à clef, qui ne
« pourront être ouverts qu'en présence de l'éclusier de Deûlémont,
« lequel prendra des échantillons des eaux déversées à la rivière et
« les remettra à M. l'inspecteur de la salubrité pour être analysés.»
(Rapport Thibaut au Conseil central du 18 janvier 1886. Arrêté préfectoral du 13 février 1886.)

En présence de cette situation, la Société des produits chimiques du
Nord se trouvait naturellement entraînée à faire des expériences, de
nature à ne pas perdre complètement le soufre qui se trouvait contenu
dans ses charrées. Après un certain nombre de tâtonnements, elle
imagina un système qui fonctionne depuis plusieurs années, sans
donner lieu à aucun inconvénient pour la Deûle et le voisinage.

Voici, en quelques mots, la description des opérations actuellement
pratiquées à Deûlémont pour extraire le soufre des charrées, dont nous
avons indiqué plus haut la composition.

Les charrées sont amenées à Deûlémont dans des bateaux complètement étanches et sont déposées dans des tranchées ouvertes à cet
effet, puis recouvertes par de la terre végétale. Les eaux pluviales les-
sivant les charrées, s'écoulent chargées de sulfures, sulfhydrates de
sulfures, polysulfures, hyposulfites et sulfates, dans des rigoles, qui les
amènent dans un réservoir. Là elles sont pompées, puis envoyées dans
une sorte de bâtiment de graduation, composé de vieux pansiers posés
les uns sur les autres. Les eaux passent à travers ce bâtiment ou
plutôt cette colonne de pansiers un certain nombre de fois (habituellement une fois et demie à deux fois), jusqu'à ce qu'elles soient arrivées
à un degré d'oxydation convenable. Le but est atteint, lorsque le
rapport des sulfures aux sulfites et hyposulfites est tel qu'en présence
des acides la réaction suivante puisse s'effectuer :

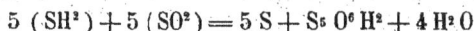

$$5\,(SH^2) + 5\,(SO^2) = 5\,S + S^5\,O^6\,H^2 + 4\,H^2\,O$$

ou plus simplement

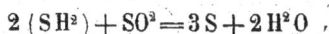

$$2\,(SH^2) + SO^2 = 3\,S + 2\,H^2\,O$$

A ce moment, les eaux jaunes sont reprises et envoyées à l'aide
d'une pompe, dans une cuve où elles sont traitées par l'acide sulfu-

rique. La réaction terminée, on ouvre un robinet qui se trouve à la partie inférieure de la cuve et le lait de soufre s'écoule dans une série de bassins où il se décante. On enlève le soufre déposé, à la bêche, et on le jette sur le sol où il achève de se sécher. Ce soufre n'est pas pur, il contient environ 20 à 30 % de sulfate de chaux et sert principalement au soufrage de la vigne. Peut-être plus tard, pourra-t-on l'utiliser dans la fabrication du soufre de carbone.

Quant aux eaux, qui contiennent, après leur neutralisation, environ 2 gr. de sulfate de soude par litre, elles vont directement au canal. Nous pensons, dans ces conditions, qu'il n'y a rien à craindre pour la salubrité des eaux de la Basse-Deûle, car le sulfate de soude présente une grande résistance à la réduction; des expériences personnelles nous l'ont démontré d'une façon évidente.

Le problème relatif au traitement des charrées de soude semble donc résolu en principe, et il n'est pas douteux que dans l'avenir des modifications heureuses du procédé actuellement exploité, ne viennent rendre rémunérateur l'extraction du soufre des charrées, qui actuellement n'est peut-être que légèrement compensateur.

Cette question du dépôt des charrées de soude n'a pas seulement préoccupé la société des produits chimiques du Nord. La société anonyme des produits chimiques d'Hautmont et la fabrique de Chauny, ont dû prendre des mesures préventives contre les conséquences désastreuses pour les cours d'eau qui reçoivent des déversements de liquides sulfurés.

A Hautmont, on a commencé par déposer les charrées sur un terrain qui se trouve actuellement enclavé dans l'usine. Mais on dut s'arrêter lorsque ces dépôts atteignirent la hauteur d'une petite montagne, qui existe encore aujourd'hui. Aucun accident ne se produisit. Mais, en 1877, la société dut acquérir un nouveau terrain sur les bords de la Sambre, pour y déposer des charrées. Or, ce terrain offre cette particularité, qu'en plusieurs endroits, il se trouve en dessous du plan d'eau normal du canal. Cette circonstance fit que les marcs déposés dans les parties inférieures ne s'oxydèrent pas ou du moins très lentement. Ce fut là la cause des inconvénients qui se produisirent en 1884, à la suite d'une forte crue de la Sambre. Les eaux envahirent les marcs non oxydés et se chargèrent de sulfures. Pour remédier à cet état de choses et en empêcher la reproduction, une digue fut établie autour du terrain, pour le mettre à l'abri des inondations. Des soins plus minutieux qu'auparavant furent pris pour remblayer les marcs en petites couches horizontales de 0^m,50 de hauteur, en laissant un inter- valle d'une année, avant de les recouvrir d'une nouvelle couche. De cette manière, l'oxydation, c'est-à-dire, la transformation en sulfate était absolument complète. Par surcroît de précautions, le remblai a été arrêté à environ 30 ou 40 mètres de la berge du canal, afin d'éviter toute infiltration.

J'ai, à plusieurs reprises, visité ces dépôts, en qualité d'inspecteur de la salubrité, et jamais, depuis cette époque, je n'ai constaté d'altération des eaux du canal, malgré les débordements qui se sont produits à différentes reprises et qui ont égalé en hauteur ceux de 1884.

A Chauny, le traitement chimique des charrées n'est pas effectué et leur dépôt se fait dans des conditions à peu près analogues à celles qui se trouvent réalisées à Haumont.

A la suite de la visite que nous avons faite de cette importante usine, avec M. L. Faucher, en 1887, ce dernier, dans son rapport, dépeint la situation en ces termes :

« On voit, à Chauny, d'énormes dépôts de charrées de soude, qui « occupent actuellement une superficie d'environ 24 hectares le « s'étendent le long de la rivière de l'Oise, à une distance de 10 mètres « seulement, sans avoir donné lieu depuis 1875, à aucune réclamation « de la part des riverains et de l'administration. Or, en analysant cette « situation satisfaisante, on voit qu'elle tient surtout à ce que les « dépôts sont faits en couches minces, où les sulfures sont rapidement « oxydés par l'air et passent à l'état de sulfates qui sont à l'abri de « toute décomposition ultérieure. »

Les industriels peuvent donc, en prenant quelques précautions, éviter, à l'avenir, les inconvénients qui résultent, pour les cours d'eau, du voisinage des dépôts de charrées. De plus, le classe- ment de ces dépôts étant fait, l'administration peut prescrire toutes les conditions nécessaires pour les rendre inoffensifs. Ces condi- tions, d'après ce qui précède, sont pratiques et efficaces, et l'in- dustriel peut choisir entre le dépôt pur et simple, dans des conditions déterminées, et l'extraction du soufre par voie d'oxydation et de décomposition desdites charrées. Cette dernière méthode se géné- ralisera, j'en ai la ferme conviction, et l'industriel y voyant une source de revenus, ne tardera pas à l'exploiter, au grand bénéfice de l'hygiène et de la salubrité.

A côté des dépôts actuels se trouvent les anciens dépôts, qui

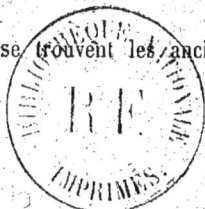

continuent à infecter la Deûle et la Marque canalisée. Il fallait s'en préoccuper. C'est pourquoi le conseil central, chargé par M. le préfet, d'étudier les causes d'insalubrité de la Basse-Deûle, a nommé une commission, qui s'est mise immédiatement à l'œuvre. Parallèlement aux travaux de la commission, j'ai voulu personnellement étudier la question et me rendre compte de la composition des eaux de la Deûle, tant en amont qu'en aval de la ville de Lille. Grâce à l'obligeance de MM. les ingénieurs du service de la navigation, j'ai pu faire des analyses sur place, au point de vue oxymétrique, à l'aide de la méthode de Gérardin. J'étais, ainsi, beaucoup plus certain de mes résultats.

Les autres analyses ont été faites ensuite au laboratoire.

Voici les résultats de mes analyses faites en 1887; les premières datent d'août 1887, les secondes, de la même année, dans le mois d'octobre :

Analyses des eaux de la Haute-Deûle et de la Basse-Deûle en août 1887, par litre.

LIEUX DE PRISE D'ÉCHANTILLONS	MATIÈRES FIXES A 105	MATIÈRES MINÉRALES	MATIÈRES COMBUSTIBLES	DEGRÉ OXYMÉTRIQUE
HAUTE-DEULE				
Ecluse de Don	0.308	0.192	0.116	3.59
Près embouchure de la Naviette.	0.304	0.200	0.104	3.697
Canal de Seclin..............	0.304	0.186	0.118	5.405
Santes	0.312	0.186	0.126	2.892
Haubourdin	»	». »	». »	1.71
Loos........................	0.320	0.200	0.120	1.726
Cauteleu	0.340	0.216	0.124	1.166
Porte de Dunkerque.........	0.340	0.216	0.124	0.922
BASSE-DEULE				
Près de l'abattoir...........	0.444	0.284	0.160	0.721
En aval de l'écluse de Marquette.	0.580	0.428	0.152	0.634
Wambrechies. Moulin Claes....	0.428	0.268	0.140	1.192
Quesnoy. Aval de l'écluse.....	0.388	0.264	0.124	1.289
Deûlémont. Amont de l'usine Kuhlmann..................	0.500	0.368	0.132	1.797
Lys. A 300 m. de l'embouchure de la Deûle..............	0.336	0.192	0.144	1.691
Lys. Pont-Rouge	0.320	0.184	0.136	2.314

Analyses faites en octobre 1887

LIEUX DE PRISE D'ÉCHANTILLONS	MATIÈRES FIXES à 105	MATIÈRES MINÉRALES	MATIÈRES COMBUSTIBLES	OXYGÈNE par PERMANGANATE
HAUTE-DEULE				
Hippodrome (bois de la Deûle).	0.370	0.300	0.070	3.00
Amont de la Porte-d'Eau......	0.375	0.335	0.040	3.07
BASSE-DEULE				
Près abattoir................	0.435	0.285	0.150	6.8
Près du canal de Roubaix.....	0.695	0.475	0.220	9.25
Écluse Saint-André..........	0.475	0.395	0.080	4.50
Wambrechies (en face des principaux dépôts de charrées).	0.550	0.415	0.135	4.75
Quesnoy....................	0.491	0.390	0.101	4.98
Deûlémont..................	0.440	0.365	0.075	3.00

Dans le parcours que je fis de la Basse-Deûle pour faire ces analyses et puiser mes échantillons, que j'ai toujours eu soin de prendre, non pas à la surface, mais bien à une certaine profondeur, j'avais imaginé une sorte de petit drapeau témoin, qui fut pendant tout le trajet, humecté avec une solution alcaline d'acétate de plomb. Dans les expériences faites en été, c'est-à-dire à l'époque où les écoulements des charrées sont peu abondants, je n'ai pu constater aucune coloration de mon papier, et cependant nous percevions nettement, à l'odorat, une odeur qui avait la plus grande analogie avec l'hydrogène sulfuré.

Lors de nos expériences, en octobre, à la suite des pluies, les écoulements provenant des charrées étaient manifestes, et en répétant notre expérience, nous avons pu constater une légère coloration de notre papier, surtout dans le parcours de Wambrechies. Et ce qu'il y a de curieux, c'est que l'eau de la rivière ne décelait au réactif aucune trace d'hydrogène sulfuré ou de sulfures. Cependant, il n'est pas douteux qu'à certains moments et surtout à l'endroit où les eaux sont fortement agitées, il se dégage de l'hydrogène sulfuré. Il suffit, pour s'en convaincre, de regarder les peintures qui recouvrent les bois des écluses et la batterie de cuisine des éclusiers. D'où vient cet hydrogène sulfuré? Il n'est pas douteux que les dépôts de charrées de soude y contribuent pour une part, mais il faut reconnaître aussi qu'une rivière, qui reçoit les égouts d'une grande cité et les résidus industriels de nombreuses usines, doit contenir des principes à base de soufre, qui, sous l'influence d'êtres microscopiques, dégagent constamment des gaz sulfurés sans que l'eau de la rivière en décèle la présence. Une expérience bien simple paraît le démontrer. Si on conserve de l'eau de la Basse-Deûle dans des flacons bouchés, cette eau, qui ne donnait au papier plombique aucune réaction, devient cependant, au bout de quelque temps, sulfureuse et tous les réactifs spéciaux du soufre l'indiquent très nettement.

Les causes d'infection de la Basse-Deûle sont donc multiples, et vouloir aborder la solution du problème dans son ensemble, c'est peut-être aller actuellement au devant d'un échec. Je sais bien qu'il faudra se préoccuper de la pollution des cours d'eau par les résidus industriels et les eaux-vannes provenant des grandes villes. De tout côté, cette question est à l'ordre du jour. Nous avons même, près de nous, à Roubaix, pour l'épuration des eaux de l'Espierre, une usine qui s'élève. Il faut donc attendre les résultats qu'elle donnera, avant d'aborder les grandes questions d'irrigation, d'épuration chimique ou d'envoi à la mer. Les discussions vives et passionnées qui ont eu lieu au Sénat et à la Chambre des députés, sur ce sujet, ont fait triompher, pour Paris, le système basé sur l'irrigation. C'est aussi le procédé qui a toutes nos sympathies. Mais, dans le Nord, bien des obstacles s'élèvent contre cette irrigation. La cherté des terrains dans le voisinage des grands centres industriels et de plus la nature géologique du sol sont des difficultés qui ne seront pas faciles à surmonter. Il importe donc de chercher par des mesures de détail s'il n'y a pas possibilité d'améliorer la situation. Grâce à une surveillance active et à des mesures rigoureuses prises à l'égard des industriels, qui se trouvent en amont de la ville de Lille, la Haute-Deûle a été considérablement améliorée et n'est plus comparable à ce qu'elle était autrefois.

En présence de ces résultats, le conseil central a résolu d'entrer dans la même voie et, après avoir réglementé les dépôts actuels et futurs de charrées de soude, il s'est occupé des dépôts anciens.

La question était pleine de difficultés tant d'ordre administratif que technique.

D'abord la plus grande partie des dépôts ont été faits avant le décret de classement, qui date du 1er mai 1878, et de plus il n'a guère été appliqué pour ceux qui ont été effectués depuis cette époque. La situation était délicate pour l'administration ; elle devait agir avec prudence et dans ce but éviter toute mesure nécessitant de la part des propriétaires des terrains une dépense trop considérable. On ne pouvait pas songer à l'enlèvement des charrées de soude et à leur envoi à la mer ; car, surtout pour les dépôts anciens, il était difficile, sinon impossible de trouver la personne sur laquelle devrait peser la dépense. Il fallait donc chercher ailleurs et s'inspirer de ce qui avait été vu à Hautmont et à Chauny, de façon à supprimer tout écoulement d'eau sulfureuse à la Basse-Deûle. C'est en se basant sur ces principes que la commission nommée par le conseil central commença son enquête. Elle fut longue et laborieuse, mais nous pouvons dire, maintenant que certains résultats sont acquis et que son travail aura fait avancer la question d'un grand pas. Dans une séance extraordinaire, présidée par M. le préfet, dans le courant d'août 1887, M. L. Faucher lut un rapport très intéressant et très substantiel sur la question, dont voici les conclusions, pour ce qui concerne les dépôts de charrées de soude anciens et nouveaux :

Dépôts actuels à Deûlémont.

« 1o Les charrées de soude seront mises en tas dans le dépôt de « Deûlémont par couches de 0m,30 au plus, pilonnées au fur et à « mesure avec le plus grand soin. Le tas devra être abrité autant que « possible des eaux pluviales au moyen d'une couche de terre forte « bien pilonnée, d'au moins 0m,30 d'épaisseur. Cette couche de terre « sera régulièrement entretenue, de manière à ne présenter jamais ni « lacunes ni fissures, à moins qu'elle ne soit mise aussitôt que possible en culture, ce qui serait de beaucoup préférable ;

« 2o Le fossé situé à 50 mètres de la crête du talus du canal, dans « lequel sont recueillies les eaux jaunes, sera rendu parfaitement « étanche à l'aide de corrois en argile fréquemment pilonnés, de « manière à éviter toute infiltration dans le sous-sol et dans le sol « environnant :

« Ce fossé sera maintenu à des dimensions suffisantes pour recueillir « toutes les eaux jaunes avant leur traitement, sans déversement superficiel possible ; il sera fermé, dans sa partie transversale, près du « chemin d'arrivée des wagonnets de charrées, par un mur en « maçonnerie ;

« 3o Les eaux jaunes seront soumises à un traitement approprié, de « manière à ce qu'elles deviennent claires, alcalines, inodores et ne « contenant plus de composés sulfureux.

« Aucun déversement à la Deûle ne pourra être effectué, sans que « cette condition ne soit exactement remplie. A cet effet, l'orifice « d'écoulement sera pourvu d'une bonde ou vanne, que le service de

« la navigation fera immédiatement fermer en cas de négligence de la
« part des intéressés ;

4° Pour s'assurer contre tout écoulement quelconque d'eaux sulfu-
« reuses à la Deûle, il sera pratiqué dans toute la longueur du terrain,
« parallèlement à la crête du talus du canal et à 10 mètres de dis-
« tance, un fossé descendant jusqu'à 0m,50 en contre-bas du plan de
« navigation dans le canal ;

« En cas d'apparition de produits sulfureux dans ce fossé témoin, le
« corroi du fossé collecteur des eaux jaunes devra être immédiatement
» refait avec soin et toutes précautions accessoires prises pour arrêter
« toute infiltration dangereuse pour la salubrité du canal ;

« 5° La Société des manufactures de produits chimiques du Nord
« demeurera responsable de toutes les conséquences, au point de vue
« hygiénique, des dépôts de charrées de soude effectués par elle à
« Deûlémont, et ce dans le cas même où ces dépôts viendraient à être
« interrompus ou supprimés pour une cause quelconque.

Ces conditions furent sanctionnées par un arrêté préfectoral en date
du 17 août 1887.

Anciens Dépôts. — « 1° Les propriétaires des terrains sur lesquels
« se trouvent les dépôts de charrées de soude, sont astreints à isoler
« ces dépôts de toutes eaux courantes, ainsi que des eaux pluviales,
« au moyen d'une couche de terre argileuse fort bien pilonnée, d'au
« moins deux mètres d'épaisseur ;

« Ce corroi sera régulièrement entretenu de manière à ne présenter
« jamais ni lacunes, ni fissures ;

« 2° Les mêmes propriétaires devront empêcher que les eaux qui
« sont chargées de principes sulfurés en passant dans les dépôts de
« charrées, puissent communiquer directement ou indirectement avec
« les cours d'eau voisins ;

« A cet effet, ils entoureront les terrains de tranchées maintenues
« étanches par un bon corroi d'argile, où les dites eaux devront se
« maintenir sans déversement possible ;

« Ils devront également pourvoir, en temps utile, à l'enlèvement des
« dites eaux jaunes et à leur épuration par des moyens appropriés, de
« manière qu'il ne soit rejeté dans les courants voisins que des eaux
« claires, alcalines, inodores et ne contenant plus de principes
« sulfurés. »

Ces prescriptions imposées, il s'agissait de savoir comment elles
pourraient être appliquées. Fallait-il prendre un arrêté collectif visant

tous les dépôts de charrées. Cela n'était pas possible. En effet, si nous nous rapportons à la législation habituellement suivie en pareille matière, nous voyons (*Recueil des arrêtés du conseil d'État*, de Lebon 30 mars 1887) qu'une décision spéciale à chaque dépôt est indispensable. Dans le cas qui nous occupe, il fallait donc instruire spécialement chaque affaire, comme établissement de première classe non régulièrement autorisé, en choisissant d'abord ceux où la situation comporte une amélioration plus utile, plus facile et plus rapide. Voir *Traité des manufactures et ateliers dangereux*, par MM. H. Porée et A. Livache, Paris, Maréchal, 1887, pages 531-534.

Cette jurisprudence fut acceptée par M. le préfet du Nord et par des arrêtés pris en date du 30 août 1887. MM. Fontaine-Graudel, d'Hespel, Denis du Péage, Quecq de Sevelingue et Sion père, furent mis en demeure d'avoir à exécuter les travaux prescrits par l'arrêté, sur leurs terrains contaminés.

Ce ne fut pas sans difficulté que ces propriétaires acceptèrent cette mise en demeure. Il fallut agir avec modération et persévérance, pour leur prouver les intérêts graves qui se trouvaient en jeu et leur démontrer la responsabilité qu'ils pourraient encourir, s'ils ne se conformaient pas à l'arrêté préfectoral. Dans le but de faire exécuter les travaux prescrits et de réaliser le but projeté, il importait qu'une surveillance active et intelligente fût exercée partout où les travaux seraient entrepris. Il fallait, en outre, pour donner à ces travaux une certaine unité et établir un contrôle facile, suivre partout la même marche et faire exécuter ces travaux autant que possible par le même entrepreneur. Heureusement, ce résultat a pu être obtenu et le même maître terrassier les a tous exécutés. Aujourd'hui la première partie de la tâche est terminée. Tous les propriétaires visés par les arrêtés du 30 août 1887, ont exécuté leurs travaux depuis près d'un an, et à ce jour aucune portion d'eaux sulfureuses, provenant des terrains où les travaux ont été exécutés, ne s'est écoulée à la Deûle.

Dans le but de bien faire comprendre la situation, j'ai prié MM. les Ingénieurs des ponts et chaussées de me faire des profils indiquant la façon dont les travaux ont été exécutés par les propriétaires, sous la direction constante de l'administration. Or, on peut, en examinant ces profils, se rendre compte des difficultés qu'il a fallu vaincre et de la surveillance qu'il a fallu établir, pour empêcher les propriétaires de faire leur travail d'une façon incomplète. En effet, nous avions la conviction intime que les prescriptions imposées devaient donner des résultats sérieux et désirables, mais seulement à la condition qu'elles fussent exécutées à la lettre. Voici la description des travaux effectués.

RIVIÈRE DE LA BASSE-DEULE

Terrain de M. D'HESPEL, situé sur la rive droite de la Deûle au point kilométrique 55,600. — Territoire de la commune de Wambrechies.

PROFIL EN TRAVERS DU FOSSÉ, OÙ L'ON A CONSTRUIT LE CORROI EN ARGILE.

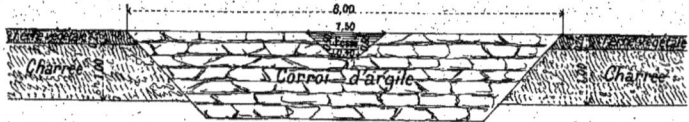

OBSERVATIONS. — La contenance du terrain est de 1 hectare, 87 ares, 50 centiares. — Cube de charrées 28,125 mètres cubes. — Le corroi d'argile a été construit sur 160 mètres de longueur en deux parties. — Ce travail a coûté au propriétaire 4,400 fr., soit 27 fr. 50 du mètre courant.

Terrain des sieurs SION frères, situé sur la rive droite de la Deûle, au point kilométrique 53,000. —Territoire de Wambrechies.

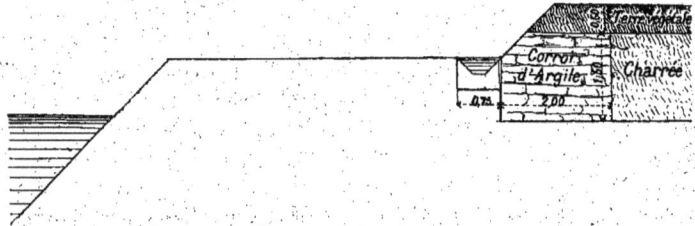

OBSERVATIONS. — Terrain remblayé, 8 ares. — Cube des charrées 1,200 ». — Le corroi a été fait sur 25 mètres de longueur, sur 1 mètre 50 de hauteur et mètres de largeur. — Ce travail a coûté aux propriétaires, 13,000 fr.

Partout où il y avait des fossés amenant directement à la Deûle des eaux sulfurées, il fallait à tout prix les supprimer. Dans ce but, on creusa, sur toute la longueur des terrains, des tranchées de deux mètres de largeur et de deux mètres de profondeur. Les charrées furent extraites et remplacées par l'argile fortement pilonnée. Afin d'avoir constamment sous les yeux un moyen de contrôle et en même temps pour favoriser l'écoulement des eaux pluviales et de drainage, le terrain fut entouré d'un fossé, dont les eaux, si le travail était convenablement exécuté, devaient rester limpides et ne contenir aucune trace de principes sulfureux. Actuellement, ce résultat est atteint et persiste, comme nous l'avons déjà dit plus haut, depuis plus d'un an. Dans le cours de l'exécution des travaux, nous avons eu à subir certains mécomptes et nous en avons été avertis par les infiltrations qui se sont produites dans nos fossés témoins. Il nous a été facile alors d'y remédier immédiatement, ce qui eut été impossible sans ce moyen de contrôle. Dans le cours des travaux, un point avait surtout attiré notre attention, il s'agissait de l'épaisseur à donner aux corrois d'isolement. On avait pensé un instant qu'il suffirait de leur donner une épaisseur de 60 à 90 centimètres. Mais des expériences faites et des accidents survenus à certains dépôts, nous ont démontré que, malgré la dépense qu'entraînait un tel déplacement de charrées, il était indispensable d'augmenter l'épaisseur des corrois. C'est donc, en parfaite connaissance de cause, que nous nous sommes arrêté à l'épaisseur de deux mètres pour les corrois et de plus, nous considérons cette épaisseur comme un minimum.

Mais, que faire des charrées extraites, les transporter ou les enfouir? En effet, il importait de ne pas déplacer le mal, en transportant ces charrées sur d'autres terrains. C'est pourquoi, nous avons conseillé aux propriétaires d'oxyder complètement ces charrées, avant de les enfouir à nouveau. Pour atteindre ce but, il suffisait de les étaler sur le sol en tas peu épais, de les remuer fréquemment, de façon à faciliter l'accès de l'air et à hâter ainsi l'oxydation complète. Ce résultat obtenu, les charrées deviennent inoffensives; de plus, grâce au sulfate de chaux qu'elles contiennent, elles sont amendement précieux pour les terrains où elles sont déposées. Ces conseils ont été généralement suivis et nous avons tout lieu de croire qu'à l'avenir, les terrains ainsi modifiés n'occasionneront plus d'infiltrations d'eaux sulfureuses à la Deûle.

Nous en avons fini avec l'étude à laquelle nous nous sommes livré sur les dépôts de charrées de soude en Basse-Deûle; mais, avant de clore ce travail, il importe de jeter un coup d'œil en arrière, pour bien rappeler les difficultés pratiques et administratives, qui ont dû être surmontées pour enlever aux cours d'eau cette cause considérable de contamination. Mais, les difficultés administratives que nous avons rencontrées ne sont pas spéciales aux charrées, elles s'appliquent à tous les résidus industriels ou autres, qui sont rejetés à la rivière.

En effet, si on n'y prend pas garde, nous sommes menacés de voir, chaque jour, le mal s'aggraver. Aussi, faut-il par tous les moyens possibles chercher à l'enrayer. Or, pour tous les hygiénistes qui se sont occupés de cette question, il est évident que les lois qui régissent l'hygiène et la salubrité en France sont tout à fait insuffisantes. C'est donc de ce côté que l'attention doit être attirée et qu'une réforme est nécessaire.

A différentes reprises, le conseil central de salubrité du département du Nord s'est occupé de cette grave question et dans sa séance du 24 novembre 1884, à la suite d'un rapport de M. Thibaut, au nom d'une commission composée de MM. Doniol, Marteau, Crépelle, Faucher et Thibaut, le vœu suivant a été émis à l'unanimité :

« Le Conseil central du Nord, ému des conséquences graves qu'en-
« traînent chaque jour les infractions aux prescriptions administratives
« touchant la salubrité, émet le vœu que la législation qui régit actuel-
« lement la matière, soit modifiée dans le sens adopté par le Conseil
« d'État, dans ses séances du 30 et du 1er juillet 1880, et que ce
« projet soit soumis, dans le plus bref délai, à l'approbation des
« Chambres. » (Rapport du Conseil central du Nord en 1884, page 92).

Le conseil général du Nord s'est également ému de cette grave situation. M. Moreau a émis dans ce sens un vœu qui a été adopté par notre assemblée départementale dans sa séance du 20 avril 1887.

En présence de ce mouvement d'opinion, les pouvoirs publics se sont aussi préoccupés de rechercher les moyens de donner satisfaction aux légitimes réclamations des hygiénistes. Un certain nombre de députés ont fait une proposition visant la réforme de la législation relative à l'hygiène et à la salubrité et le Gouvernement, le 13 juin 1887, a déposé sur la matière un projet de loi, pour lequel une commission parlementaire a été nommée. Il importe donc que cette question reçoive dans le plus bref délai, une solution qui donne satisfaction aux intérêts si sérieux de la santé et de la salubrité publiques. Dans notre pays, en effet, la sanction pénale est presque nulle, lorsqu'il s'agit d'infractions aux lois et règlements qui régissent la salubrité. Elle prend seulement une certaine importance, lorsqu'il y a contravention pour délit de pêche ; alors il peut être infligé de la prison. Mais, pour les délits qui intéressent l'hygiène et la salubrité, les industriels ne subissent que de légères amendes et malgré la menace de la prison, dans le cas de récidive, ils préfèrent payer et continuer leurs errements si préjudiciables à l'hygiène et à la salubrité publiques.

Cependant, pour trouver une législation tutélaire et protectrice de la santé et de la vie des populations, en ce qui concerne spécialement la police des cours d'eau, il ne faut pas aller bien loin, il suffit de voir ce qui se passe en Angleterre ou le *Rivers pollution act* punit avec une légitime sévérité toute infraction aux lois et règlements. C'est donc dans cette voie qu'il faut marcher pour protéger nos cours d'eau et je ne crois pas devoir rencontrer un hygiéniste qui ne partage pas notre manière de voir. Le danger est évident et chaque jour le mal s'aggrave. Il n'y a donc plus de temps à perdre, il faut agir énergiquement pour protéger d'une façon efficace nos populations contre la négligence et souvent le mauvais vouloir des industriels qui empoisonnent nos cours d'eau.

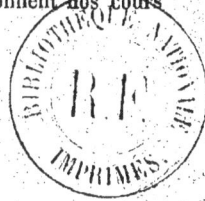

274

LES ANNALES ÉCONOMIQUES

3e ANNÉE — TOME X

La Revue paraît le 5 et le 20 de chaque mois

CONDITIONS D'ABONNEMENT

Paris : Un an, **20** fr. ; Départements : Un an, **22** fr. ; Étranger : Un an, **24** fr.

Prix du numéro, **1 fr. 50**

Les Abonnements partent du 5 de chaque mois

On s'abonne sans frais dans tous les Bureaux de poste de France et de l'Union postale.

Ce Recueil est honoré de Souscriptions des Ministères du Commerce et de l'Industrie, de l'Agriculture, de la Marine et des Colonies, du Conseil municipal de Paris, des Grandes Administrations de l'État et des Principales Écoles de commerce de France et de l'Étranger ; il figure également dans les Grandes Bibliothèques et dans les Cercles.

Armand MASSIP, *Directeur-Gérant ;*
Émile BERR, membre de la Société d'économie politique, *Rédact. en chef ;*
Louis MAGNE, *Secrétaire de la Rédaction.*

COMITÉ DE RÉDACTION

MM.

BARBE, député ; BARBEY, ✱, sénateur ; LÉON BOURGEOIS ✱, BURDEAU, ✱, député, E. CHABRIER, O ✱, administrateur de la Compagnie générale transatlantique ; G. COMPAYRÉ, ✱, PAUL DESCHANEL, député ; LÉON DONNAT, O ✱, membre du Conseil municipal de Paris ; EUGÈNE ÉTIENNE, FÉLIX FAURE, ✱, députés ; FERNAND FAURE, FOURNIER DE FLAIX, publiciste ; GERVILLE-RÉACHE, député ; ISAAC, sénateur ; JAMAIS, député ; JAURÈS, JOURDAN ✱, directeur de l'École des Hautes Études commerciales ; DE LANESSAN et A. PRADON, députés ; ARTHUR RAFFALOVICH, O ✱, publiciste ; JULES RUEFF, ✱, armateur ; SABATIER, YVES GUYOT, député, E. LEVASSEUR, membre de l'Institut.

CORRESPONDANTS ÉTRANGERS :

MM.

V. MATAJA, professeur à l'Université de Vienne (Autriche) ; VAN HOUTEN, membre de la deuxième chambre des États Généraux de la Haye ; J. WEILLER, ingénieur aux Charbonnages de Mariemont et Bascoup (Belgique).

Les **Annales Économiques** contiennent :

Des études inédites émanant des écrivains les plus autorisés, sur toutes les questions d'économie politique et sociale ;

Une analyse et un commentaire des principaux articles de revues, de journaux et de documents officiels ayant trait à l'économie politique ;

Une revue générale de tous les faits économiques de la France et de l'Étranger ;

Une chronique du mouvement financier : Budgets, Banques d'État, Établissements de crédit, Émissions, Chemins de fer, Affaires industrielles ;

Une revue des Livres, des Congrès, des Sociétés et des Conférences.

Les **Annales Économiques** paraissent en livraisons de 100 pages ; elles forment donc un volume de 1,200 pages chaque semestre.

Grâce au prix très modique de l'abonnement, elles constituent le plus avantageux des ouvrages de vulgarisation économique qui ait été créé jusqu'ici.

RÉDACTION ET ADMINISTRATION

Place de l'École-de-Médecine, 4, rue Antoine-Dubois, PARIS

Le Mans — Typographie Edmond Monnoyer